DES

CRÈCHES DE SEVRAGE

(SALLES D'ASILE DU PREMIER AGE)

RAPPORT SUR LA QUESTION MISE AU CONCOURS

PAR LA

SOCIÉTÉ PROTECTRICE DE L'ENFANCE DE LYON

pour l'année 1884

PRÉSENTÉ PAR

Le Docteur L. ROUGIER

Secrétaire-adjoint de la Société protectrice de l'Enfance,
Médecin de l'assistance publique à domicile,
etc.

LYON

IMPRIMERIE SCHNEIDER FRÈRES

12, Quai de l'Hôpital, 12

1884

RAPPORT
SUR LA QUESTION MISE AU CONCOURS

PRÉSENTÉ

par M. le docteur L. ROUGIER

MESDAMES,

MESSIEURS,

La Société protectrice de l'Enfance, soucieuse de multiplier et de provoquer par un incessant appel au public tous les efforts et tous les dévouements qui tendent à protéger et à améliorer les conditions vitales de la première enfance, estime qu'il ne suffit pas de s'adresser à la générosité des amis des enfants, mais qu'il convient aussi de solliciter de leur expérience la solution de toutes les questions hygiéniques, médicales ou économiques qui ressortent du but qu'elle s'est proposé.

Aussi, tous les ans, choisit-elle une question qu'elle met au concours, et voici la quinzième année que, répondant à son appel, de nouveaux mémoires viennent enrichir les documents déjà nombreux qu'elle a su recueillir.

Le concours portait sur la question suivante :

De l'utilité de créer de petits établissements destinés à recevoir les enfants depuis leur sortie des crèches jusqu'à leur admission dans les salles d'asile.

(Crèches de sevrage, Salles d'asile du premier âge.)

J'ai l'honneur de vous présenter le rapport de la Commission chargée de classer les mémoires qui ont répondu à cette question.

Trois candidats ont pris part au concours.

L'un d'eux, le n° 3, s'écartant des usages académiques, a

cru devoir signer son mémoire, au lieu de le faire précéder d'une épigraphe et nous a mis ainsi dans l'impossibilité de le compter parmi les concurrents. Ne le regrettons point, l'auteur nous avait envoyé cinq ou six pages de considérations très vagues, imparfaitement écrites, d'une orthographe par trop fantaisiste et ne se rapportant que de très loin à la question posée, à laquelle il n'a su se restreindre et qu'il n'a certainement pas comprise.

Deux mémoires seulement s'offraient donc à notre critique.

Le choix n'a pas été long, car là encore nous avons dû éliminer le mémoire n° 1, qui, bien que très supérieur au mémoire n° 3, trahissait comme lui une inexpérience absolue, non seulement du sujet, mais encore de la langue française et de l'orthographe.

La devise était la suivante :

« La population d'une nation ne dépend pas de la fécondité « des femmes et quantité de naissances, mais des moyens de « protéger et conserver la vie des enfants. »

Dans ce mémoire nous avons trouvé un mélange d'observations assez exactes sur l'éducation des enfants en bas-âge et de considérations humanitaires d'une pompeuse banalité. Les idées ne s'enchaînent point, l'auteur ne suit pas de plan ; aussi, confond-il tour à tour les crèches d'allaitement avec les crèches de sevrage, qu'il paraît séparer, dans sa pensée, des asiles du premier âge, devant précéder les écoles maternelles actuelles.

Il avoue, du reste, avec une entière bonne foi que, l'instruction lui faisant défaut, c'est dans son amour pour l'enfance qu'il puise le courage de discuter des questions qui échappent facilement à sa compétence.

Tenons-lui compte, ainsi qu'à l'auteur du n° 3, de cette bonne volonté et témoignons ici notre surprise et notre joie de voir avec quelle sympathie on répond aux efforts et aux appels de notre œuvre dans tous les milieux de la société.

Il ne nous restait qu'un seul mémoire à examiner, le n° 2, avec cette épigraphe de Firmin Marbeau :

« Etablir des crèches nombreuses, c'est diminuer la mor-
« talité des enfants assistés, c'est consolider la santé des
« adultes et diminuer les charges de l'assistance publique. »

Dès les premières lignes de ce mémoire nous avons pu re-
connaître l'autorité de son auteur dans toutes les questions
médicales infantiles ; aussi n'avons-nous pas été étonné, en
ouvrant le pli qui nous cachait son nom, de retrouver un de
nos anciens lauréats des concours précédents, à qui nous
avons été heureux de continuer cette année de nouvelles mar-
ques de sympathie de la Société protectrice de l'Enfance.

L'auteur fait précéder son mémoire d'un avant-propos dans
lequel il constate, dans des considérations chaleureusement
écrites, que, si le sevrage de l'enfant est préférable au domicile même des parents, il est, en fait, souvent impossible : la
pauvreté, la mauvaise conduite du père de famille, la modi-
cité des salaires, la maladie, le chômage, l'insalubrité du
logis, etc., toutes ces causes diverses le rendent difficile et,
comme le déclare Monot de Montsauche dans une étude
approfondie de la question, les *secours à domicile* sont im-
puissants à remédier à tant d'obstacles.

Le meilleur moyen de combattre les principales causes de
la mortalité considérable des enfants, c'est-à-dire le sevrage
prématuré, l'alimentation irrationnelle, les fautes d'hygiène,
suites de préjugés ou d'ignorance, c'est de prendre l'enfant
dès sa naissance pour l'élever dans les asiles dus à l'initiative
privée, jusqu'au moment où il peut entrer dès l'âge de trois
ans dans les asiles ou écoles maternelles dus à l'initiative
officielle.

Ce qu'un homme seul ne saurait essayer, une association
comme la Société protectrice de l'Enfance peut efficacement
le tenter.

Pour répondre à la question, l'auteur la divise en deux
parties :

La première comprend la définition des crèches de sevrage
allant de la crèche d'allaitement à l'école maternelle et ex-
pliquant : 1° la différence entre la crèche d'allaitement et la
crèche de sevrage ; 2° la différence entre la crèche de sevrage

et les salles d'asiles ou écoles maternelles ; puis, l'utilité des crèches de sevrage, leurs avantages physiques ou moraux pour les enfants, la famille et la société.

La seconde partie contient le côté pratique de la question, c'est-à-dire les détails d'organisation, de direction et de fonctionnement.

C'est ce plan, qui paraît assez complet, que nous allons suivre rapidement avec l'auteur :

PREMIÈRE PARTIE

L'auteur débute en signalant la faveur dont jouissent partout actuellement les crèches d'allaitement, faveur justifiée par les intérêts de la classe ouvrière et par la diminution de la mortalité chez les enfants ; il cite quelques chiffres venant à l'appui de cette dernière affirmation et les emprunte aux statistiques publiées par le Dr Camus pour les crèches Seydoux et Sieber, et par le Dr Gerard pour la crèche Saint-Bernard, à Lyon.

Dans la statistique de M. Camus, pour un espace d'une année du 1er janvier 1880 au 1er janvier 1881, la mortalité, pour des enfants de 0 à 1 an, était de 5, 7 ou 8 % à la crèche, tandis qu'elle s'élevait à 18 % dans la ville.

Pour les enfants de 1 an à 2 ans (*époque correspondant au sevrage des enfants*), elle était de 0 à la crèche et de 24 % dans la ville.

Ces chiffres ont leur éloquence et suffiraient à eux seuls pour démontrer l'utilité incontestable des crèches de sevrage.

La statistique du Dr Gerard porte sur six années (1872-1877) 1,398 enfants sont entrés à la crèche Saint-Bernard, à Lyon.

Ils ont fourni 48,717 journées de présence, ce qui fait une moyenne de 236 enfants et de 8,119 journées par an.

Dans cette longue période il n'y a eu que 31 décès, soit 3,65 % du nombre des enfants inscrits.

Ces chiffres sont très inférieurs à la mortalité des enfants envoyés en nourrice et à la mortalité générale des enfants du premier âge.

L'auteur en déduit l'efficacité des crèches situées, construites et dirigées suivant les règles de l'hygiène.

Il signale les critiques adressées en général aux crèches d'allaitement et constate qu'elles font ressortir les avantages des crèches de sevrage.

Ainsi, Marbeau, en fondant les crèches Firmin, a voulu favoriser l'allaitement maternel ; son but n'a pas été atteint, puisque le Dr Dal Piaz signale dans le *Bulletin des Crèches* (année 1883), que, sur 730 enfants admis dans 22 crèches, 181 enfants seulement sont nourris par leur mère, soit 24 0/0, tandis qu'une grande partie des autres enfants est déjà sevrée.

Les crèches d'allaitement sont donc insuffisantes, puisque leur population contient très souvent et en très grand nombre des enfants déjà sevrés. Or, dans le dernier rapport du *Bulletin des Crèches* au Congrès international, on voit qu'en France il n'existe que 200 crèches pour 4,000 enfants.

Les crèches de sevrage soulageraient les crèches, en leur enlevant une partie de leur clientèle, il resterait plus de place pour les enfants élevés au sein, et la crèche de sevrage ne serait pas une rivale, mais plutôt l'échelon supérieur devant conduire l'enfant jusqu'à l'école maternelle.

Les deux crèches, allaitement et sevrage, pourraient exister porte à porte.

Un arrêté ministériel de 1862 se préoccupait déjà de la séparation, dans les crèches, des enfants sevrés de ceux qui ne le sont pas, et depuis 22 ans cependant, l'habitude a eu raison des prescriptions officielles.

L'auteur cite en passant une nouvelle preuve de l'utilité des crèches de sevrage, c'est la création, là où il n'y a ni écoles maternelles ni crèches, de *garderies* grandes ou petites, le plus souvent mal tenues par une seule personne, autrefois réglementées par une ordonnance en 1828, qui prescrivait l'autorisation et la surveillance, aujourd'hui toutes clandestines et, par suite, plutôt nuisibles que profitables à l'enfance.

Soumettant à une minutieuse critique toutes les conséquences de la création des crèches de sevrage, l'auteur se demande si les objections élevées contre les crèches d'allaitement pourraient être adressées à celles qui nous occupent. Il conclut, au contraire, en démontrant que les trois degrés successifs, crèche d'allaitement, crèche de sevrage et salle d'asile ou école maternelle, répondant à trois âges différents de l'enfant, échappent par suite à toutes les critiques formulées autrefois contre les crèches d'allaitement encombrées par des enfants que leurs besoins différents devaient faire séparer les uns des autres.

Passons sous silence toutes ces objections pour n'en retenir qu'une, la plus sérieuse : l'agglomération des enfants qui favorise le développement, la contagion et l'aggravation de certaines maladies.

Pour y répondre, l'auteur propose :

1° De ne recevoir dans les crèches de sevrage qu'un nombre limité d'enfants, et, par suite, de créer un nombre de crèches plus considérable ;

2° De renvoyer immédiatement tous les enfants malades dans leur famille ;

3° De fermer la crèche en cas d'épidémie, en la remplaçant momentanément par des visites à domicile.

Du reste, l'expérience a déjà donné raison aux idées de l'auteur qui cite comme exemple une entreprise privée, *le familistère* de Guise, de M. Godin, divisé en *nourricerie, pouponnat et bambinat*, correspondant à la *crèche d'allaitement, à la crèche de sevrage et à l'école maternelle*.

Cette organisation a toujours donné à M. Godin d'excellents résultats.

L'auteur aborde enfin un des points les plus importants, sur lequel il passe, du reste, beaucoup trop rapidement : je veux parler de l'âge d'entrée des enfants dans la crèche de sevrage.

Il déclare que la crèche de sevrage ne recevra que des enfants *déjà sevrés*, — le moment du sevrage, qui sera donc forcément fait dans la crèche d'allaitement, sera indiqué dans nos pays par la sortie chez l'enfant du quatrième groupe dentaire, c'est-à-dire entre seize et dix-huit mois ; on aura donc l'avantage de ne recevoir que des enfants commençant à marcher, — on les gardera jusqu'à leur entrée à l'école maternelle, c'est-à-dire à peu près jusqu'à trente mois, et par suite la population de la crèche sera homogène, tous ses habitants marcheront, aucun d'eux ne sera porté, tous pourront avoir un vêtement uniforme : *la robe.*

L'auteur nous permettra bien ici quelques critiques : nous reconnaîtrons avec lui l'importance que peut avoir pour la régularité et la discipline de la crèche la presque uniformité d'âge, d'habitudes et de besoins de ses habitants ; mais il nous semble que le mot *crèche de sevrage* impliquait en lui l'idée d'abriter les enfants que leur mère voulait sevrer, et d'assurer les conditions nécessaires à l'exécution convenable d'un acte si important dans la vie des enfants ; sinon, la Société protectrice de l'Enfance, au lieu de mettre au concours la question des crèches de sevrage et salles d'asile du premier âge, l'aurait intitulée seulement : salle d'asile du premier âge.

Par suite, l'auteur aurait pu s'étendre beaucoup plus longuement sur l'époque du sevrage, sur les moyens de l'opérer, suivant que l'enfant est soumis à l'allaitement naturel, à l'allaitement mixte ou à l'allaitement artificiel, sur la préparation au sevrage, sur les précautions à prendre pendant et après, sur ses règles, sur ses résultats, suivant qu'il est prématuré ou tardif, sur ses accidents.

Enfin, il aurait pu comparer les habitudes différentes suivies dans chaque région de la France et, par suite, trouver des idées générales qui lui auraient permis de conclure utilement. Signalons-lui à ce propos une étude fort intéressante, récemment couronnée par l'Académie de médecine et due à un lauréat de la Société protectrice de l'Enfance de Lyon, le D Aubert, médecin-major au 28 de ligne.

Ce mémoire est intitulé : *Du sevrage et de son étude comparative dans les différentes régions de la France.*

Ces critiques formulées et, en établissant que l'auteur ne voit dans la question mise au concours que l'asile du premier âge, reconnaissons avec lui tous les avantages que les enfants, la famille et la société peuvent retirer de la création de nos asiles.

Les chutes, les brûlures, les accidents si fréquents chez les enfants déjà sevrés qui marchent mal, peuvent être évités par une surveillance facile, puisqu'elle ne s'adresse qu'à une catégorie d'enfants ; la bonne influence de l'éducation en commun, même la soustraction de l'enfant aux exagérations souvent aveugles et nuisibles de la tendresse maternelle, la surveillance, la direction et la correction, comme dit l'auteur, de la nourriture et de la santé, voilà sûrement bien des avantages que l'institution de nos asiles du premier âge procure aux enfants.

Pour la famille, la crèche est l'école professionnelle de la mère ; elle y trouve, en effet, de bons exemples et de bons conseils ; elle ne craint plus d'abandonner son enfant toute la journée puisqu'il est sevré ; obligée de faire garder un enfant qui commence à marcher, elle retrouve, en le plaçant à la crèche, sa liberté d'action pour s'utiliser et travailler ailleurs, et, par suite, peut chasser de son ménage, en y apportant un peu plus d'aisance, la mauvaise influence de la misère physiologique sur la misère morale, comme le dit l'auteur ; enfin, les frères ou sœurs, de sept et huit ans, qui trop souvent sont utilisés par les mères pour garder les jeunes enfants, pourront fréquenter l'école plus aisément.

La société elle-même ne peut que profiter de la création de nos asiles. Le nombre des enfants abandonnés diminuera, de même que les décès, et, par suite, une augmentation de citoyens pourra lutter contre l'insuffisance actuelle des naissances.

Les différents milieux de la société gagneront eux-mêmes à ces rapprochements entre bienfaiteurs et protégés.

Toutes ces considérations ont leur valeur, et nous ne saurions reprocher à l'auteur de les avoir si longuement développées ; elles remplissent toute la première partie du mémoire, nous arrivons maintenant aux côtés pratiques de la question, c'est-à-dire à l'organisation, à la direction et au fonctionnement de la crèche qui constituent l'objet de la seconde partie.

SECONDE PARTIE

La division de cette seconde partie est indiquée par ces lignes de Firmin Marbeau :

« Le but principal de la crèche est de procurer à l'enfant
« un air pur, des aliments sains, suffisants, appropriés à son
« âge, une température convenable, la propreté et des soins
« non interrompus. »

Suivre ces indications était donc un plan tout tracé : après l'avoir annoncé, l'auteur du mémoire le néglige immédiatement et, sans ordre apparent, s'occupe à la suite et, au fur et à mesure que ces idées lui viennent, du local, du mobilier, de la population, du personnel, de l'organisation, du règlement, des vêtements, de la nourriture, du sommeil, des exercices, des jouets, des inspections des médecins, des inspections des dames patronnesses et enfin des ressources de la crèche.

Ce n'est pas sans peine que nous avons pu le suivre dans toutes ces voies différentes et les rattacher les unes aux autres, mais les détails minutieux que nous a fournis l'auteur et la conviction profonde avec laquelle il étudie cette œuvre qui l'a évidemment séduit par son côté utilitaire et philanthropique, nous engagent à vous faire connaître ce côté fort intéressant de la question.

Nous suivrons l'auteur dans la fantaisie de sa marche, et la diversité des points qui nous arrêteront, occupera, sans la fatiguer, nous l'espérons, votre bienveillante attention.

L'auteur étudie l'*emplacement de la crèche* :

1° Au sein des ateliers, des usines, des manufactures ;
2° A la ville ;
3° A la campagne.

Dans la première catégorie, de nombreux exemples viennent attester les efforts individuels des patrons intelligents qui, soucieux de la famille ouvrière, ont créé de véritables crèches industrielles :

C'est ainsi que : MM. Godin, à Guise, dans son familistère; Boulanger, à Choisy-le-Roy; Menier, à Noisiel; la manufacture de tabac, à Nantes; la Compagnie de l'Ouest, à Paris; le sénateur Rossi, à Sélino (Italie); Schaff, à Saint-Pétersbourg, prennent l'enfant dès sa naissance pour le conduire jusqu'à l'école.

L'auteur laisse de côté ces crèches qui ne peuvent être créées qu'individuellement et s'occupe des deux autres catégories, les crèches à la ville et les crèches à la campagne, dont le nombre et le local doivent nécessairement différer.

A la ville, il faudrait une crèche par quartier.

A la campagne, une seule suffirait à côté de l'école privée ou communale, et compléterait utilement les groupes scolaires.

A la campagne, l'idéal de l'auteur serait une maison à trois étages située près de l'école, entre cour et jardin, contenant à la fois une crèche de sevrage et une crèche d'allaitement et composée de quatre pièces au rez-de-chaussée pour les enfants sevrés; d'un premier pour les enfants allaités; d'un second pour loger le personnel.

Ce rêve serait possible à la campagne, il serait inutile à la ville où, le plus souvent, il faudra se contenter de louer un appartement, et non une maison, et où il vaudra mieux multiplier les petits établissements.

L'auteur n'insiste pas davantage sur la distribution et l'organisation de la crèche à la campagne et passe tout de suite à l'examen de celle de la ville; à cet effet, il publie deux plans très correctement dessinés, mais qui, n'ayant pas d'échelle, ont l'inconvénient de laisser absolument inconnues les dimensions qu'il leur a assignées.

Prenons le plan n° 1 :

Il représente un appartement à la ville composé d'un seul étage et comprenant :

Un vestibule et un vestiaire qui ne sont point éclairés;
Une pouponnière pour faire jouer les enfants;
Un couchoir avec lits de camp;
Deux chambres de gardiennes;

Une cuisine avec toilette et séchoir ;

Enfin, des cabinets privés qui ne sont ni éclairés ni aérés.

Un appartement ainsi composé recevra de 16 à 20 enfants. De l'éclairage, du chauffage, de l'aération, de l'orientation, l'auteur ne dit presque rien. Notons qu'il se contente du poêle classique, entouré de grilles, comme moyen de chauffage ; il ne doit pas ignorer cependant les funestes effets produits par cet appareil, soit en desséchant l'air, soit en dégageant de l'oxyde de carbone et d'autres gaz dangereux. Signalons lui, en passant, le *calorifère Geneste* adopté, après concours, par la ville de Paris pour le chauffage des écoles et des asiles.

Le plan qu'il nous offre est donc défectueux, mais l'est moins encore que le n° 2 qui, pour la même surface, devient à la fois une *nursery* et un pouponnat, en installant une crèche d'allaitement dans la chambre d'une gardienne et en réduisant par suite à une seule le nombre des surveillantes chargées de veiller sur le double d'enfants. De tout son mémoire, la question du local de la crèche est certainement celle que l'auteur a traitée avec le moins de soin, et nous sommes obligé de nous arrêter dans nos critiques pour ne pas étendre davantage les proportions de ce rapport.

La question du *mobilier* est plus régulièrement et plus complètement traitée : le pouponnat, le couchoir, la toilette demandent des appareils particuliers.

Dans le *pouponnat*, c'est la *pouponnière Delbruck*, consistant en deux circonférences concentriques et séparées l'une de l'autre par un intervalle de 37 centimètres : en dedans de la balustrade interne sont adaptés un banc et une table ; la pouponnière permet aux enfants posés debout dans l'intervalle qui sépare les deux galeries de s'exercer à marcher en s'appuyant avec une main sur chacune d'elles ; à l'heure des repas, elle facilite la distribution des aliments à ces mêmes enfants, assis sur le banc intérieur.

Des bancs et des petites chaises, de toutes dimensions complètent cette pièce.

Le *couchoir* comprend *deux lits de camp* parallèles divisés en dix casiers inclinés, et à un mètre au-dessus du sol ; une balustrade à jour sépare les enfants et les empêche de tomber ou de jouer entre eux.

Des *feutres absorbants* garnissent les lits ; *les enfants* couchent habillés, on évite ainsi (prétend l'auteur) toutes les causes de malpropreté et d'infection que provoqueraient des matelas, des paillasses, des sommiers ou des oreillers inévitablement mouillés et salis.

La *toilette* comprend des cuvettes, des éponges et des linges, le tout numéroté pour chaque enfant.

Voici notre local trouvé et meublé, voyons maintenant *sa population* :

Seize ou vingt enfants, au plus, seront réunis à la fois ; ils auront de seize à trente mois.

Deux certificats du médecin et d'une dame patronnesse seront exigés pour leur admission.

Dans sa sollicitude pour l'enfance, l'auteur estime qu'à moins de scandale causé par sa mère, il y aurait intérêt à ouvrir la porte de l'asile à tout enfant légitime ou non.

Pour garder nos enfants, il faut un *personnel* de gardiennes ; deux suffiront : *une surveillante, une femme de journée* ; on exigera d'elles, bien entendu, l'honnêteté, la douceur, le dévouement, l'amour des enfants et l'impartialité.

Qui dirigera ce personnel ?

Une *direction unique* provenant d'un comité central établi dans chaque grande ville pour la ville et pour la région.

Aussi, dans son désir de voir s'organiser cette œuvre, l'auteur espère-t-il la fondation de Sociétés protectrices de l'Enfance, analogues à celle de Lyon, dans chaque département ; ces sociétés, véritables administrations, nommeraient des employés, des correspondants, des sous-comités par canton ou par commune importante ; chaque ville aurait sa caisse ; le chef-lieu aurait une caisse centrale... Je ne continue pas plus longtemps ce rêve qui pourrait nous entraîner loin ; contentons-nous, s'il plaît à nos auditeurs, de le réaliser dans

notre département en leur demandant les ressources nécessaires que l'auteur du mémoire passé sous silence.

Dans cet espoir, il faut nous occuper avec lui du règlement,
de la discipline, des vêtements de l'enfant.

Le *vêtement* serait le même pour tous les enfants, constitué
par un tablier blanc, une bavette et un bonnet. Les gardiennes également auraient un *uniforme*, ce qui est toujours une
garantie de propreté et de tenue, l'exemple des sœurs hos-
pitalières est là pour nous l'apprendre.

De la discipline nous ne dirons rien, elle est inutile; préven-
tive et non répressive, elle consistera dans la bonté des
gardiennes; ni châtiment, ni correction ; une impartialité très
sévèrement observée vis-à-vis des enfants, une caresse suffiront amplement pour qui aime les enfants et sait se faire
aimer d'eux.

Dans les premiers mois de sa vie, l'enfant, si on sait l'in-
struire, devient très obéissant et très régulier ; les habitudes
se créent vite chez lui : aussi, le coucher, les repas, les jeux,
les lavages se feront-ils à des heures régulières, la surveillance sera, par suite, plus facile.

La *régularité des repas*, avons-nous dit ; les enfants qui
mangent toujours sont rarement des enfants bien portants :
à peu près toutes les trois heures, quatre fois par jour, à
8 heures, 11 heures, 3 heures et demie et 6 heures, on don-
nera à l'enfant des aliments tels que : lait, bouillies, panades, soupes, œufs, légumes faciles à digérer.

Le *lait*, base de l'alimentation chez l'enfant, sera continué
jusqu'à l'évolution complète de la dentition, son usage pré-
servera du rachitisme et des affections intestinales.

A ce propos, l'auteur s'élève vivement, et avec raison, contre le préjugé qui veut que le lait donne des vers aux enfants,
et signale différentes causes de cette affection, entre autres
l'usage des eaux de sources non filtrées.

L'*œuf*, mi-liquide, mi-solide, aliment complet, sert d'heu-
reuse transition chez l'enfant, entre le régime lacté et les

aliments plus substantiels; enfin, des soupes, des potages, des panades viennent compléter cette alimentation.

On évitera les viandes fumées, les mets épicés, certains légumes, le vin pur, les liqueurs... Je m'arrête, et cependant ces prohibitions, qui peuvent paraître inutiles, ne sont que trop justifiées par les coutumes suivies dans le nord de la France, où, à huit mois, l'enfant, assis à la table commune, mange des pommes de terre, des choux, des harengs, du porc salé, comme l'indique le Dr Aubert dans son mémoire cité plus haut.

Qui *fournira* et qui *paiera* la nourriture de l'enfant admis à la crèche ?

La crèche, moyennant une très légère redevance pour pouvoir nourrir uniformément tous les enfants qu'elle recevra.

A cet âge les repas sont promptement suivis de *sommeil*, les enfants dorment jusqu'à deux ans et demi et plus ; on les couchera donc après leur déjeuner de onze heures, et l'auteur entre ici dans de minutieuses précautions pour éviter à leur réveil de les mettre trop rapidement en pleine lumière ou de les exposer à un air trop vif.

Le sommeil et le repos ne rempliront qu'une partie de la journée, il faut travailler, et la tâche de l'enfant est dès lors toute simple, *il apprendra à marcher*, à se tenir, à courir, à jouir de tous ses mouvements.

Aussi lisières, ceintures, chariots, rampe, pouponnière, tout devra concourir à faciliter ses ébats en prévenant les chutes et les accidents.

Une ébauche de gymnastique peut même être enseignée aux plus âgés, par exemple tous les mouvements qui aident à respirer :

Porter ensemble les bras en l'air, en avant, en arrière, en bas, en haut; frapper les mains l'une contre l'autre, tous ces mouvements, qu'on ne dédaigne pas d'apprendre à nos soldats, peuvent être exécutés par l'enfant sans fatigue et en l'amusant.

« Les jeux des enfants ne sont pas jeux, mais il faut les

juger en eux, comme leurs plus sérieuses actions » a dit Montaigne, aussi l'auteur nous donne-t-il une liste détaillée de tous les jouets qui peuvent être mis en usage dans des crèches pour de tout jeunes enfants ; enfin, dans son enthousiasme, il déclare que les crèches ne doivent contenir que des enfants épanouis, pleins d'entrain et bons vivants!

Cette précocité ne paraîtra plus étonnante si l'on voit avec quel soin l'auteur se préoccupe de l'éducation intellectuelle de l'enfant : *C'est à la crèche que l'enfant doit apprendre à parler*, les gardiennes auront donc des voix douces, agréables, une prononciation correcte, sans accent, chose indispensable pour éviter qu'avec leur merveilleuse facilité d'imitation, les enfants ne contractent des vices de prononciation. En outre, les gardiennes pourront chanter des airs différents, soit pour endormir, soit pour faire marcher, soit pour égayer les enfants, elles éviteront les cris et les bruits exagérés qui pourraient blesser la finesse de leur ouïe.

A des esprits superficiels ces précautions pourront paraître exagérées ; elles dénotent au contraire, chez leur auteur, une réelle connaissance de l'enfant, et nous ne pouvons, pour notre part, qu'applaudir à leur délicate ingéniosité.

Pour que rien ne vienne entraver le programme tracé jusqu'à présent par l'auteur, *des inspections médicales*, moins fréquentes que ne le décidait l'ordonnance de 1862 qui les voulait quotidiennes, viendront, une ou deux fois par semaine, constater l'état sanitaire de la crèche.

Le médecin, qui de droit fera partie du conseil de surveillance, décidera l'admission des enfants, les vaccinera et éloignera les affections contagieuses du cuir chevelu et les maladies des yeux.

Que l'auteur nous permette ici de trouver bien restreinte la liste des affections contagieuses qu'il signale à l'attention du médecin-inspecteur :

Les fièvres éruptives, telles que : variole, varicelle, rougeole, scarlatine ; les oreillons, qui leur ressemblent par quelques-uns de leurs caractères ; certaines affections ayant pour siège principal les voies digestives, telles que la stomatite ulcéreuse, l'angine couenneuse ou diphtéritique et le croup, la dysenterie, la fièvre typhoïde ; puis, la coqueluche, l'épilepsie, la chorée, sont autant d'affections qu'il importe de joindre aux inflammations contagieuses des yeux, telles que : l'ophtalmie catarrhale et l'ophtalmie purulente, et aux affections parasitaires, telles que le favus, l'herpès tonsurant, la pelade ou la gale, pour compléter la liste des affections qui doivent s'imposer à l'observation d'un médecin chargé d'inspecter un asile, même dans le premier âge.

Aux inspections médicales l'auteur joint celles des *dames patronnesses* et, s'inspirant du chaleureux appel de saint Vincent de Paul à la charité féminine pour les enfants, s'écrie avec lui :

« Or sus, Mesdames, leur vie et leur mort sont entre vos « mains, ils vivront si vous en prenez un charitable soin, ils « mourront infailliblement si vous les abandonnez. »

Il conclut en ne doutant pas que les dames lyonnaises ne consacrent leurs veilles, leurs soins, leurs peines et leur bourse à cette œuvre digne de toute leur sympathie.

Les ressources des crèches de sevrage ou asiles du premier âge seront, en effet, si l'on veut passer de la théorie à l'exécution, le premier point à résoudre.

Par qui ces crèches doivent-elles être créées ?

Doivent-elles être gratuites ?

L'auteur examine cette double question.

L'Etat ne peut actuellement créer cette œuvre, mais avec lui, le département, la commune, tous les corps délibérants peuvent la subventionner.

C'est aux sociétés maternelles, aux crèches, aux sociétés protectrices de l'enfance qu'il convient de donner l'exemple.

L'initiative privée est préférable à l'initiative officielle ; il est, en effet, plus facile d'obtenir dans une crèche privée un ensemble parfait des soins nécessaires aux petits enfants, qu'en suivant un règlement administratif. Les meilleures crèches seront celles auxquelles les dames patronnesses prodigueront le plus souvent leurs visites, leurs secours et leurs conseils. Ce dévouement est incompatible avec une œuvre administrative.

L'école actuelle est gratuite, l'école maternelle l'est également ; la crèche de sevrage sera-t-elle payante ? Oui, tous les auteurs qui se sont occupés de cette question s'accordent à trouver cette solution préférable ; une rétribution modique fera mieux voir la crèche ; elle ne sera pas humiliante, puisqu'en exigeant des parents un modeste paiement, on n'aura pas l'air de les considérer comme des indigents ; la directrice aura du reste, la facilité, le cas échéant, de recevoir les enfants gratuitement.

L'auteur termine son mémoire par quelques chiffres qui ne sont appuyés sur aucune donnée, pour établir les frais d'installation de ces établissements soit à la ville, soit à la campagne.

Le mémoire, dont je viens de vous rendre compte, est assurément l'œuvre d'un observateur et d'un praticien fort habile. Mais la confusion qui règne dans la seconde partie, l'absence de tout ce qui a trait au sevrage de l'enfant, l'insuffisance de certains détails, la défectuosité des deux plans que l'auteur a mis sous les yeux de la Commission, l'ont décidée à n'accorder qu'une médaille de vermeil à ce mémoire qui a néanmoins une réelle valeur et dont la lecture est fort captivante.

Ajoutons que nous n'avons pu qu'imparfaitement rendre compte de la conviction et de la chaleur avec lesquelles il est écrit ; nous n'en dirons qu'un mot : l'auteur y a mis toute son expérience et tout son cœur.

LYON. — IMP. SCHNEIDER FRÈRES.

330